BAINS-LES-BAINS

VOSGES

VUE GÉNÉRALE DE BAINS-LES-BAINS

INTÉRIEUR BAINS DE LA PROMENADE

BAINS DE LA PROMENADE

GD HÔTEL DES THERMES

BAINS ROMAINS

CURE THERMALE

BAINS-LES-BAINS (VOSGES). Station Thermale

Station d'Été

AU CENTRE des Stations Vosgiennes.

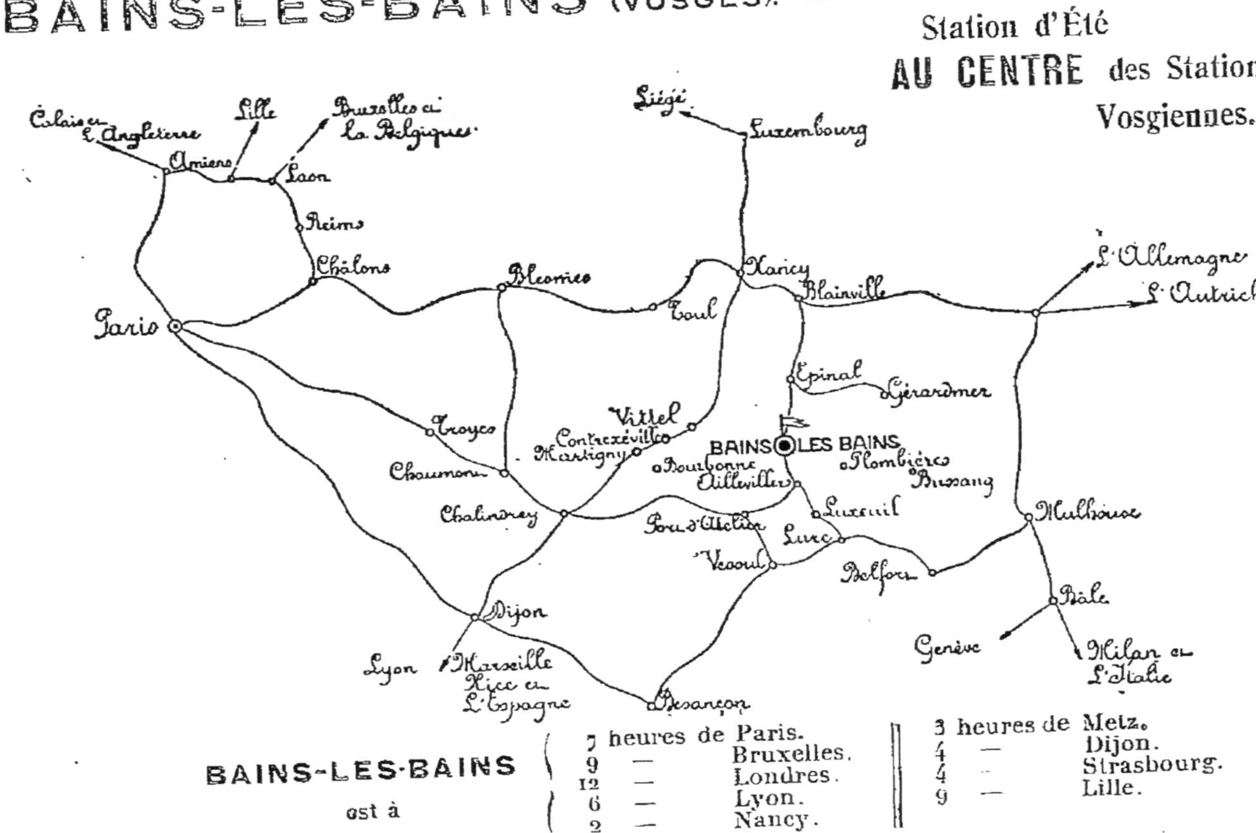

BAINS-LES-BAINS est à

7 heures de Paris.		3 heures de Metz.
9 — Bruxelles.		4 — Dijon.
12 — Londres.		4 — Strasbourg.
6 — Lyon.		9 — Lille.
2 — Nancy.		

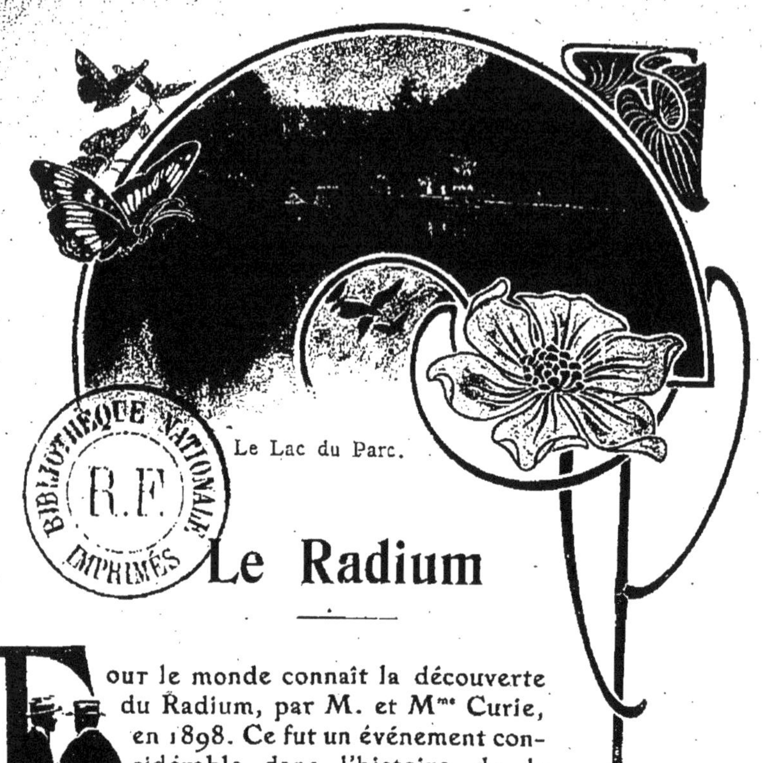

Le Lac du Parc.

Le Radium

Tout le monde connaît la découverte du Radium, par M. et Mme Curie, en 1898. Ce fut un événement considérable dans l'histoire de la science.

Propriétés extraordinaires du Radium

Les sels de Radium servirent surtout aux expériences de ces deux savants, dont l'un d'eux fut si tragiquement fauché à la fleur de l'âge, avant d'avoir pu tirer de ces expériences toutes leurs conclusions pratiques.

Ces sels dégagent, d'une façon spontanée et continue, de la chaleur et de la lumière. Il en sort constamment des radiations, que l'on peut assimiler à un flux de corpuscules électrisés, extraordinairement ténus, animés de vitesses presque aussi grandes que celle de la lumière. Ces corpuscules sont, croit-on, si légers, que les sels de radium pourraient en émettre pendant des milliards d'années sans que leur poids diminue sensiblement. Ils sont, de plus, une source constante autant que prodigieuse d'énergie.

Le Radium source d'énergie

On a pu, en effet, calculer que sous la forme de chaleur directement mesurable, un gramme de Radium dégage en une heure une quantité de chaleur suffisante pour élever son poids à 34 kilomètres de hauteur.

La Radio-activité

Mais les sels de Radium ont, en outre, l'étonnante propriété de communiquer aux corps placés dans leur voisinage la puissance qu'ils possèdent. C'est ce qu'on appelle la *Radio-activité.*

Or, en 1903, M. Curie découvrît que cette radio-activité se rencontrait dans les eaux minérales. Avec M. Laborde, il la signala particulièrement dans l'eau de la Source Saint-Colomban, de Bains-les-Bains (Vosges). Cette eau, qui nous arrive des régions les plus profondes de la masse terrestre, à travers les failles de granit, est douée de cette puissance encore inconnue à qui elle doit une activité thérapeutique inexpliquée jusqu'à ce jour. En effet, c'est une eau sulfatée sodique, silicatée, dont la faible minéralisation ne permet pas d'expliquer l'action médicinale. Il fallait donc l'attribuer, avant ces récentes découvertes, à des corps inconnus qu'elle retenait en dissolution, mais qui échappaient aux analyses des chimistes.

La radio-activité serait la clef du mystère qui a frappé, de tout temps, les médecins s'occupant d'hydrologie.

L'Efficacité des Eaux minérales tient à leur radio-activité

Déjà, en 1896, le docteur Jays avait le pressentiment des découvertes actuelles et formulait ainsi le mécanisme de l'action des eaux minérales :

Genèse des Eaux minérales radio-actives

« Les eaux minérales sont des eaux pluviales qui, grâce à la nature volcanique du sol où elles sont tombées, ont pu pénétrer, en suivant les failles de la roche cristalline, à des profondeurs excessives. Là, elles ont subi le contact de roches possédant des températures extraordinairement élevées et des états moléculaires dont nous ne pouvons nous faire la moindre idée. En remontant à la surface du sol sous l'effet des poussées souterraines, elles nous rapportent, en partie du moins, les « puissantes radiations » qu'elles ont puisées aux immenses profondeurs auxquelles elles sont descendues ; « ces radiations, dont elles sont le véhicule », peuvent être regardées comme la source de l'action mystérieuse qu'elles exercent sur nos organes. Il est probable que ces mouvements vibratoires sont différents de ceux que nous connaissons sous les noms de chaleur, lumière, électricité, magnétisme. »

Depuis, les recherches d'Armand Gautier ont établi que les eaux minérales étaient, non des eaux pluviales, mais bien des *eaux nouvelles*, formées à quelques 40 kilomètres de profondeur.

Cette eau, *native* ou *juvénile*, suivant l'heureuse expression du géologue Suess, se forme par la combustion de l'hydrogène en présence des oxydes métalliques des roches chaudes du noyau central.

Cette eau entraîne à haute température une partie des éléments minéralogiques de ces roches, et nous arrive à la surface chargée de gaz rares, hélium, argon et néon, et d'émanation de radium.

Ces gaz rares jouent un grand rôle dans les phénomènes d'osmose dont l'importance est si grande pour le fonctionnement vital. L'expérience a démontré de plus que l'émanation radio-active a une action puissante sur l'organisme.

Voilà donc les nouvelles découvertes de la science qui viennent expliquer l'efficacité des eaux minérales si justement réputées et dont l'action thérapeutique avait paru jusqu'ici mystérieuse.

L'Eau de Saint-Colomban est très radio-active

Dans le célèbre rapport communiqué à l'Académie des Sciences de Paris, par MM. Curie et Laborde, l'eau de Saint-Colomban, de Bains-les-Bains, a été classée dans les plus radio-actives de l'Europe.

Les savants travaux de M. Moureu, professeur à l'École de pharmacie de Paris, sur les gaz rares contenus dans cette eau, sont venus encore confirmer ce résultat.

C'est donc, comme nous venons de le dire, à cette propriété que l'on peut attribuer son activité thérapeutique. Mais il nous est agréable de constater que ces intéressantes découvertes ne font que confirmer les faits et le témoignage soigneusement contrôlé des générations sur la valeur curative de l'eau de Saint-Colomban ; car, depuis de nombreux siècles, elle est mise à contribution par une foule de malades et son action bienfaisante ne s'est jamais démentie.

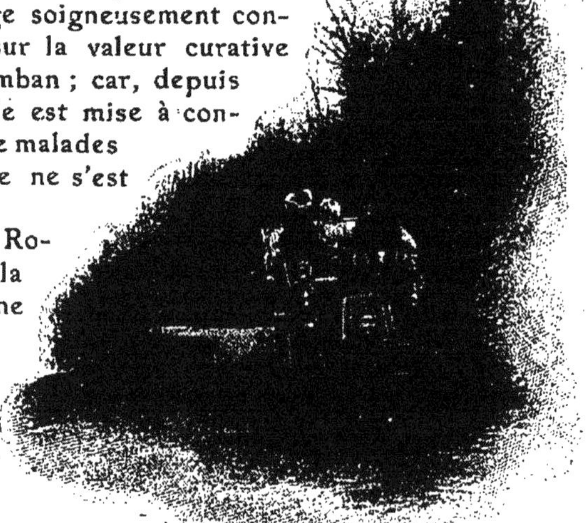

Sans remonter aux Romains, qui ont fondé la station thermale vosgienne de Bains-les-Bains, où coule la source Saint-Colomban, citons le témoignage éloquent qui lui a été rendu par les célèbres médecins BAGARD et LIABE, en 1747 ; par MORAND, par KAST. premier médecin de l'ex-roi de Pologne Stanislas, alors duc de Lorraine.

Quelques lignes empruntées à un très rare opuscule du célèbre et savant TOUSSAINT, inspecteur des eaux minérales à l'époque révolutionnaire, prouveront aussi que l'eau de Saint-Colomban, au XXe comme au XVIIIe siècle, était utilisée dans les mêmes maladies. « Cette eau, dit-il, entraîne les graviers, prévient les coliques néphrétiques. Elle réussit dans les obstructions du foie, les affections des intestins. Elle adoucit les accès de la goutte chronique. Elle rétablit les digestions chez les personnes qui ont l'estomac faible, en excitant l'appétit. »

Enfin, le 9 janvier 1864, un décret d'intérêt public venait donner la consécration de l'État à cette renommée séculaire.

Applications de l'Eau de Saint-Colomban

L'EAU est la base essentielle de la vie ; elle en est le facteur indispensable. Les hommes, les êtres animés, les plantes, nul ne peut se passer de l'eau pour vivre. Les mondes eux-mêmes, ont besoin de l'eau pour exister. Ainsi les astronomes nous apprennent que la planète Mars est habitée, tandis que tout être vivant aurait disparu de la surface de la Lune. Ils attribuent cette différence à l'absence d'eau dans la Lune et à sa présence dans Mars.

Voyez encore cette graine qui a passé plusieurs années sur le grenier, comme une chose inerte : il lui suffira d'une goutte d'eau pour retrouver la vie.

Ne se souvient-on pas de l'histoire de ces grains de blé retrouvés intacts, après cinquante siècles, en Egypte, dans les sarcophages des Pharaons, et qui, jetés sur la terre humide, se mirent à germer et à produire de jeunes pousses verdoyantes !

Il serait facile de multiplier les exemples : la science démontre de façon irréfutable que l'eau est la condition

Pont de Grurupt.

essentielle, l'indice le plus certain de la vie. Pour l'homme et pour les organismes supérieurs, la privation d'eau, c'est la mort sans rémission.

Le Rein est le régulateur de la santé

C'est sous forme de solution que le combustible est apporté à la machine humaine. C'est sous cette même forme que les matières usées, les déchets, sont entraînés hors de l'organisme. Ce nettoyage constant de la chaudière et du foyer humain s'opère surtout par la dépuration urinaire. Ce travail du rein, du filtre rénal, ne saurait être interrompu un seul instant, sinon le foyer ne tarderait pas à s'éteindre, étouffé sous ses cendres.

Le Rein élimine les Poisons

A notre époque, l'alimentation trop exclusivement carnée, la vie relativement sédentaire, le surmenage de l'estomac et du cerveau, ont rompu, pour une classe toujours plus nombreuse, l'équilibre harmonieux des échanges nutritifs. Il en résulte des dyspepsies, l'encrassement des organes, toutes les tares de l'arthritisme, entrainant, ce qui est plus grave encore, le surmenage de nos reins. L'urée, l'acide urique, les toxines, tous ces déchets encombreraient rapidement l'organisme, constituant pour lui le plus redoutable, le plus foudroyant des poisons, si le rein ne parvenait plus à les éliminer rapidement. Il faut donc aider nos reins, venir à leur secours, si nous voulons qu'ils rejettent tous ces poisons sans faiblir. Ce rôle est rempli de merveilleuse façon par l'*Eau de la Source Saint-Colomban, de Bains-les-Bains,* préférable à toutes à cause de sa grande radioactivité.

Comment agit l'Eau de Saint-Colomban

L'Eau de Saint-Colomban favorise remarquablement l'élimination rénale ; elle agit d'une façon sédative sur l'appareil circulatoire, et possède une action doucement stimulante sur la nutrition générale.

Nous allons passer rapidement en revue les différentes affections où l'eau de Saint-Colomban doit être employée comme *eau de régime*.

L'Arthritisme

Rhumatismes, Goutte, Lithiases, Coliques hépatiques et néphrétiques, Gravelle, Diabète.

Les Arthritiques

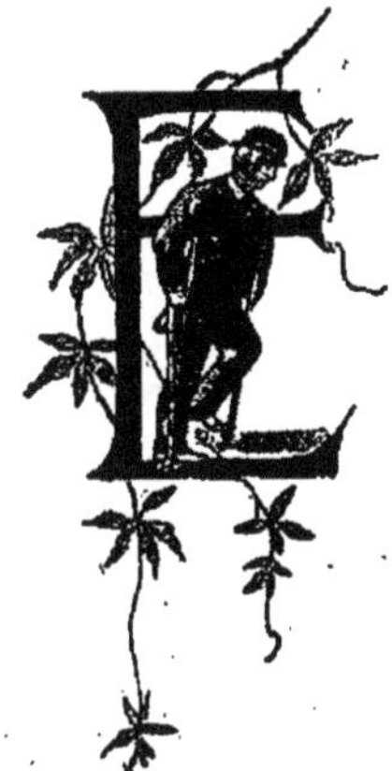

En général, l'arthritique est gros mangeur, amateur de bonne chère. Il aime les vins généreux, le gibier, les mets épicés ; en un mot, il est sujet à ce qu'on a spirituellement appelé les « erreurs de table ». La plupart des arthritiques ont une vie sédentaire, habitent la ville, prennent peu d'exercice, et, souvent, ajoutent à cette déplorable hygiène un surmenage intensif du système nerveux. N'oublions pas, de plus, que l'hérédité joue ici un rôle prépondérant.

Nous nous adressons de même à vous qu'une obésité précoce empâte déjà, à vous qui avez les tempes tenaillées par d'affreuses migraines, à vous qui vous désolez de poussées rebelles d'eczéma, à vous aussi qui, le matin, en vous levant, regardez avec stupeur ce dépôt rougeâtre, cette « brique pilée » au fond de certain vase intime, car, vous tous, vous êtes de la « grande famille » des arthritiques.

Tous ceux qui souffrent de la goutte, de coliques hépatiques ou néphrétiques, ne connaissent que trop les douleurs des accès, l'extrême affaiblissement qui les suit, et souvent les complications redoutables qui peuvent mettre la vie du malade en danger. Mais après la crise, le malade n'est pas guéri, il garde encore dans son organisme des poisons dont il ne peut se débarrasser seul. Des preuves? Mais, pour le goutteux, la présence de l'acide urique dans le sang, dans le rein, dans les tendons, dans les articulations.

La Source Saint-Colomban

Prévient la Goutte, soulage et abrège les accès

Pendant vos accès goutteux, si vous voulez abréger vos souffrances, il faut éliminer vite ces poisons, ce sable urique ; pour cela, vous ne devez boire que de *l'Eau de Saint-Colomban*. Et plusieurs fois par an, chaque matin, prenez quelques verres de cette eau qui, en dehors de ses vertus diurétiques, stimulera votre nutrition par ses remarquables qualités radio-actives.

Mais, ces sables, ces graviers qui sont expulsés après les terribles souffrances des coliques hépatiques ou néphrétiques ou de la gravelle, ne constituent pas toute la maladie. Vous n'êtes pas guéris parce que vous avez rendu péniblement des calculs, tantôt sous forme d'un petit gravier rougeâtre (urates), tantôt noirâtre, allant de la taille d'un pois au volume d'une petite noix. Il en reste encore, de ces sables, dans vos reins, dans votre vessie, dans votre vésicule biliaire ; et même, s'il n'en restait plus, votre organisme, abandonné à ses propres ressources, aurait tôt fait de se laisser imprégner de nouveau par ces urates.

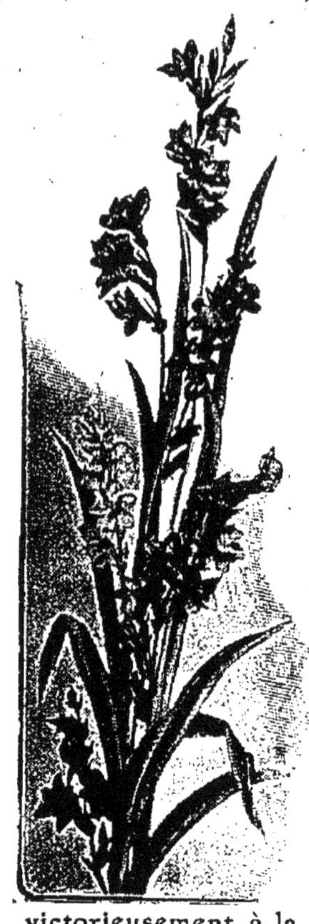

Les calculs fondent

Pour balayer ces sables, pour les empêcher de s'agglomérer et de former des calculs, vous boirez abondamment à vos repas l'*Eau de la Source Saint-Colomban*. Elle fera rapidement fondre, ces graviers, et les entraînera au dehors sans douleurs et sans que vous vous en aperceviez. Comme eau de régime, prise le matin, à jeûn, elle s'opposera victorieusement à la formation même de ces éléments anormaux.

Diabète

Symptômes du Diabète

Tous les symptômes du diabète sont généralement connus. Il est à peine utile de rappeler que dans cette maladie, si commune, l'urine contient un élément anormal, *le sucre*, et que cette déperdition de sucre peut aller jusqu'à épuiser complètement l'organisme et le mettre dans une situation très critique. Il est fréquent, en effet, de rencontrer des diabétiques dont les urines contiennent 30 à 40 grammes de sucre par litre et quelquefois davantage.

Le plus souvent, ceux qui en sont atteints conservent une apparence de gens bien portants et maigrissent peu (du moins au début).

L'homme est plus menacé que la femme par le diabète ; presque toujours de tempérament arthritique, le diabétique a présenté, avant que le diabète se manifeste, l'un ou l'autre

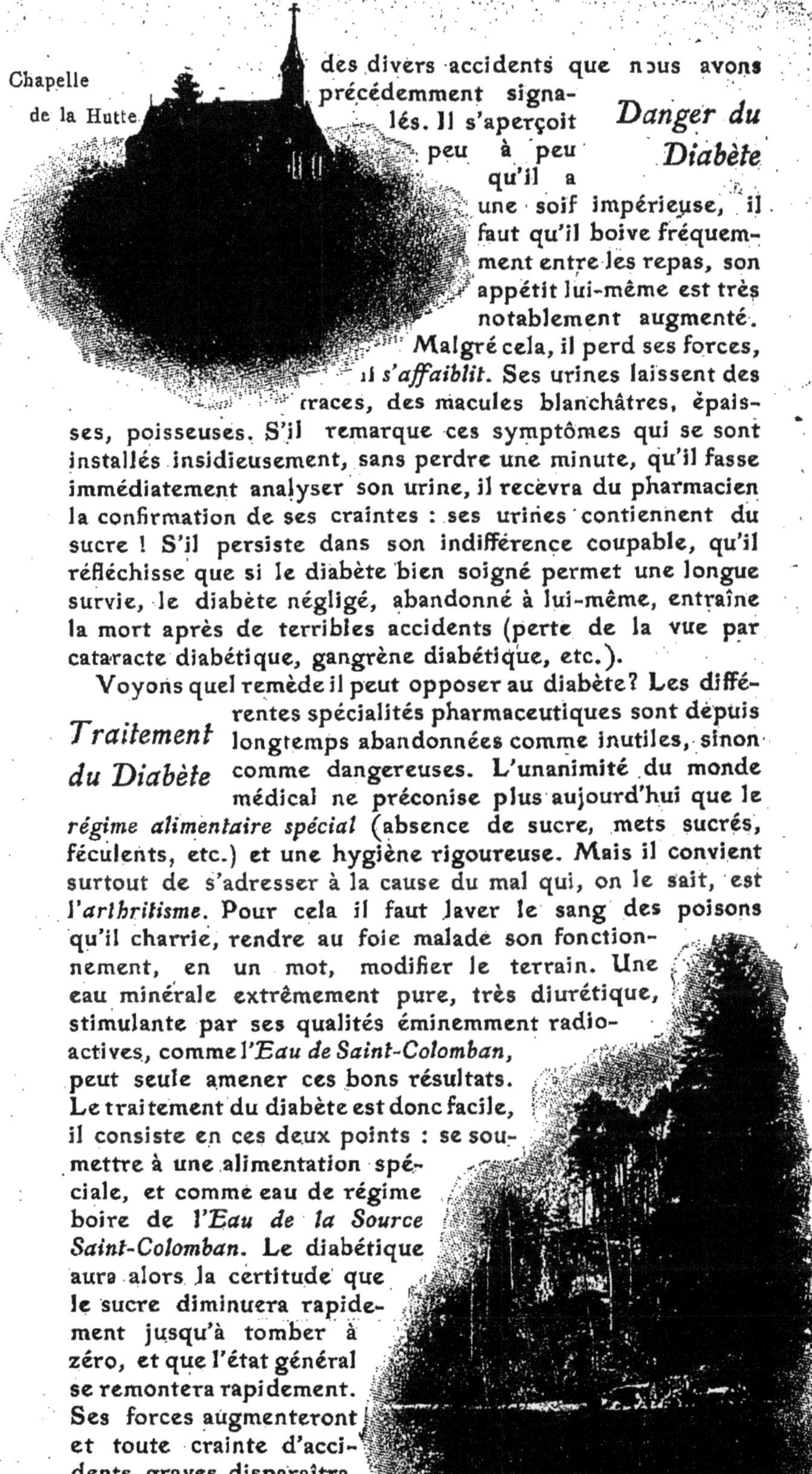

Chapelle de la Hutte

des divers accidents que nous avons précédemment signalés. Il s'aperçoit peu à peu qu'il a une soif impérieuse, il faut qu'il boive fréquemment entre les repas, son appétit lui-même est très notablement augmenté. Malgré cela, il perd ses forces, il *s'affaiblit*. Ses urines laissent des traces, des macules blanchâtres, épaisses, poisseuses. S'il remarque ces symptômes qui se sont installés insidieusement, sans perdre une minute, qu'il fasse immédiatement analyser son urine, il recevra du pharmacien la confirmation de ses craintes : ses urines contiennent du sucre ! S'il persiste dans son indifférence coupable, qu'il réfléchisse que si le diabète bien soigné permet une longue survie, le diabète négligé, abandonné à lui-même, entraîne la mort après de terribles accidents (perte de la vue par cataracte diabétique, gangrène diabétique, etc.).

Danger du Diabète

Voyons quel remède il peut opposer au diabète? Les différentes spécialités pharmaceutiques sont depuis longtemps abandonnées comme inutiles, sinon comme dangereuses. L'unanimité du monde médical ne préconise plus aujourd'hui que le *régime alimentaire spécial* (absence de sucre, mets sucrés, féculents, etc.) et une hygiène rigoureuse. Mais il convient surtout de s'adresser à la cause du mal qui, on le sait, est l'*arthritisme*. Pour cela il faut laver le sang des poisons qu'il charrie, rendre au foie malade son fonctionnement, en un mot, modifier le terrain. Une eau minérale extrêmement pure, très diurétique, stimulante par ses qualités éminemment radio-actives, comme l'*Eau de Saint-Colomban*, peut seule amener ces bons résultats. Le traitement du diabète est donc facile, il consiste en ces deux points : se soumettre à une alimentation spéciale, et comme eau de régime boire de l'*Eau de la Source Saint-Colomban*. Le diabétique aura alors la certitude que le sucre diminuera rapidement jusqu'à tomber à zéro, et que l'état général se remontera rapidement. Ses forces augmenteront et toute crainte d'accidents graves disparaîtra.

Traitement du Diabète

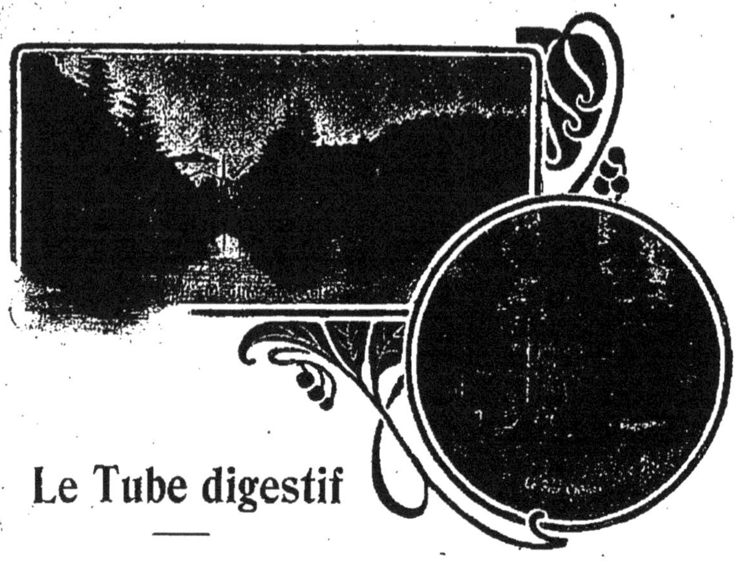

Le Tube digestif

Dyspepsies

Le terme général de dyspepsie englobe une infinité de troubles de fonctionnement de l'estomac.

Dyspepsies des goutteux

Sans doute, *l'Eau de la Source Saint-Colomban* est utile dans toutes les formes de cette affection, mais où elle est souveraine, c'est dans la dyspepsie des arthritiques. Et ceux-là sont légion ! Tous les goutteux, tous les graveleux, tous les calculeux ne se plaignent-ils pas d'une dyspepsie tenace, décourageante, rebelle à tous les médicaments?

Dyspepsies des Hépatiques

Que de gens, par contre, se plaignent à leur médecin de crampes, de brûlures et accusent à tort leur estomac. Ils sont à la veille d'avoir des coliques hépatiques et ne s'en doutent pas. Aussi, à leur grand étonnement, cachets variés et potions ne peuvent leur apporter aucun adoucissement. C'est leur constitution arthritique qu'ils doivent traiter, s'ils veulent trouver le soulagement et la guérison. Grâce à ses précieuses qualités radio-actives, l'*Eau de Saint-Colomban* supprimera rapidement les crises douloureuses (en particulier les brûlures insupportables de l'hyperchloridrie), réveillera la tonicité des organes, par conséquent, combattra avec plein succès les mauvaises digestions, les fermentations, les gonflements, l'atonie intestinale.

Entérite

Les causes de l'entérite muco-membraneuse sont nombreuses ; il est même impossible encore de déterminer avec certitude le processus morbide dont l'entérite est l'aboutissant.

Symptômes de l'entérite

Mais les symptômes, eux, sont hélas connus de trop nombreux malades, car l'entérite est une affection extrêmement commune, aussi commune qu'elle est rebelle aux différents traitements médicamenteux qu'on lui a opposés. Coliques très douloureuses, constipation opiniâtre, évacuation de muco-membranes, voilà les trois symptômes dominants qu'il serait superflu d'étudier plus en détail. A ajouter cependant un retentissement rapide sur l'état général avec amaigrissement quelquefois trés considérable et affaiblissement connexe. Que doit-on conseiller pour combattre victorieusement cette affection? En dehors du régime alimentaire très sévère, on n'a rien trouvé de si efficace que la douche ascendante telle qu'elle est administrée à Bains-les-Bains, combinée avec la cure d'*Eau de Saint-Colomban*. Sous cette double action on constate une sédation des crises douloureuses (l'excitation nervo-motrice est calmée) ; les selles qui se régularisent en même temps que l'évacuation de muco-membranes va en diminuant.

Aux repas, les malades devront supprimer le vin et boire uniquement *l'Eau de Saint-Colomban*, qui est le type des eaux légères, d'une digestibilité parfaite, s'éliminant très rapidement, Sous son action tonique, les malades retrouvant peu à peu leur appétit, mangeront avec plaisir, et, ce qui est mieux encore, *digèreront*.

Gastro-Entérites des Jeunes Enfants

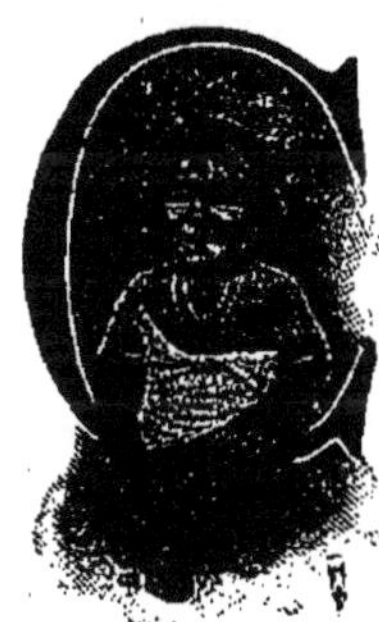

CETTE maladie décime les nourrissons et fait de grands ravages, même dans la seconde enfance. Elle est caractérisée par une fièvre intense, soif vive, selles très nombreuses et fétides, qui s'accompagne d'amaigrissement rapide. L'abondance des selles est telle que l'enfant survit rarement à ces pertes aqueuses intestinales ; il se refroidit, la respiration s'embarrasse et la mort survient souvent.

Il faut employer, sans perdre une minute, la diète hydrique, c'est-à-dire ne donner uniquement que de l'eau.

Le Diète hydrique

L'enfant, même s'il est au sein, ne doit plus, pendant la période critique de sa maladie, prendre de lait, mais seulement de l'*Eau de Saint-Colomban*.

Sous son influence, l'état général se relève, les douleurs intestinales disparaissent, les selles qui étaient liquides, vertes, ou quelquefois décolorées, reviennent à leur aspect normal.

Plus tard, lorsque vous reprendrez peu à peu l'alimentation lactée, n'oubliez pas de couper le lait. Et jamais avec de l'eau bouillie, mal stérilisée, toujours lourde et indigeste. Encore moins avec de l'eau minérale gazeuse, débilitante, qui dilatera l'estomac du malheureux bébé et ajoutera à ses souffrances. Mais avec l'*Eau de Saint-Colomban*, aseptique, stérilisée par la nature elle-même, captée à l'abri des impuretés de l'atmosphère. Cette eau, grâce à ses puissantes qualités radio-actives, sera une sorte de « Sérum vivant », naturel, fortifiant en quelques jours votre enfant.

De même pour les entérites de la seconde enfance, caractérisées généralement par les selles glaireuses, l'*Eau de Saint-Colomban* sera souveraine ; on la donnera aux repas, à l'exclusion de toute autre boisson.

Maladies de la Circulation

Artério-Sclérose, Sclérose cardio-rénale

L'ARTÉRIO-SCLÉROSE, cette transformation fibreuse des artères, est une maladie très commune.

Les troubles variés qu'elle entraîne, étourdissements, accès d'oppression angoissants, battements de cœur, aboutiraient trop souvent à des accidents cardiaques mortels, si on ne leur opposait pas un traitement énergique dès l'apparition des premiers symptômes.

Cette maladie est due à un empoisonnement lent de l'organisme par un régime hygiénique et alimentaire défectueux. Elle est presque toujours la compagne de la goutte et des autres maladies provenant de la diathèse arthritique.

Le remède nous est donné par l'éminent professeur HUCHARD : boire beaucoup d'eau, se laver le rein et le sang pour éliminer ces poisons qui, retenus dans l'organisme, produisent l'artério-sclérose.

A plus forte raison dans l'artério-sclérose à forme cardio-rénale, où la maladie menace le cœur, nous devons surveiller et stimuler le fonctionnement du filtre rénal.

Artério-scléreux lavez vos reins!

Le remède de l'artério-sclérose est donc facile à suivre, et les artério-scléreux peuvent enrayer aisément le mal et éviter toute complication. Ils boiront à leurs repas abondamment de l'*Eau de Saint-Colomban.*

Cette eau diminuera l'acide urique, augmentera l'excrétion de l'urée et des chlorures, et rendra aux organes leur fonctionnement normal.

Maladie de cœur

De même dans les maladies de cœur, il faut boire à ses repas de l'*Eau de Saint-Colomban* pour exciter le fonctionnement des reins et stimuler la circulation du sang. Celui-ci, rafraîchi et purifié, cesse alors d'irriter les valvules du cœur. Sous cette action bienfaisante, le cœur ne bat plus irrégulièrement et reprend son fonctionnement normal.

Maladies des Reins et des Voies urinaires

Au fonctionnement défectueux du rein se rattache étroitement l'*Albuminurie* avec toutes ses conséquences.

L'albuminurie

Lorsque le rein est malade (*Néphrite* survenue à la suite de scarlatine, fièvre typhoïde, grippe et autres maladies infectieuses, ou encore néphrite calculeuse, goutteuse, etc.), la dépuration urinaire se fait mal. Le filtre rénal laisse passer certains éléments qu'il devrait retenir, tandis qu'il retient, pour le grand dommage de l'organisme, les poisons qu'il est chargé d'éliminer. D'où nutrition viciée, empoisonnement, qui pour être lent, n'en est pas moins sûr, et enfin cette intoxication générale et définitive qui aboutit aux terribles accidents de l'*Urémie*!

Dans le cours de ces néphrites, on trouve presque constamment dans les urines un élément anormal : l'albumine, qui vient immédiatement donner toute sa signification aux troubles et aux symptômes accusés par les malades ;

Troubles causés par l'Albuminurie

après les atroces céphalées et les vertiges, après les crises d'oppression et les palpitations angoissantes, après les troubles urinaires, c'est la bouffissure des paupières et des chevilles et enfin les œdèmes qui envahissent tous les tissus.

On a proposé bien des médicaments contre cette affection : tannin, fuschine, acide gallique, etc. Les professeurs Huchard, Jaccoud, Dieulafoy, et tant d'autres illustres sont des plus sceptiques sur leur effet. Ils se bornent à recommander de nettoyer soigneusement ses reins, pour aider l'élimination des poisons retenus et écarter ainsi l'intoxication générale définitive et irrémédiable.

Pour empêcher l'encrassement du précieux filtre rénal, quelle eau de lavage pourrait être comparée à l'*Eau de Saint-Colomban*, si légère et si diurétique, que son élimination est environ onze fois plus rapide que celle des autres? C'est elle qui sera chargée d'entraîner au dehors tous les déchets produits par la combustion du moteur humain et de maintenir dans son intégralité l'équilibre organique.

Voies urinaires

Cette grande rapidité d'élimination désigne aussi l'*Eau de Saint-Colomban* dans toutes les affections des voies urinaires.

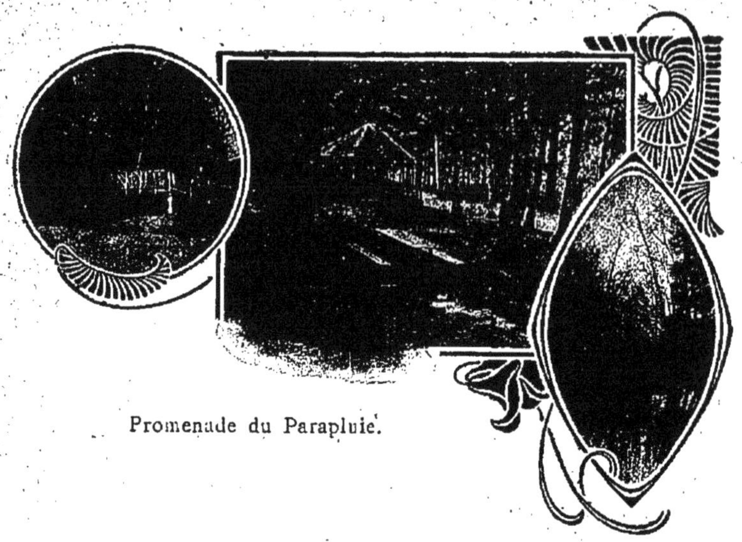

Promenade du Parapluie.

Conclusions générales

L'Eau de Saint-Colomban, de Bains-les-Bains, est l'eau de régime par excellence.

Eau de Régime

Par ses vertus thérapeutiques indiscutées dans le traitement des affections des voies digestives et urinaires, du foie et des canaux biliaires, elle s'impose à tous les goutteux, calculeux, graveleux, et à tous les dyspeptiques et artérioscléreux, dont elle stimule énergiquement l'état général, grâce à ses puissantes qualités radio-actives.

Eau de Table

Sa pureté, sa fraîcheur, sa légèreté, sa limpidité idéales, ses qualités apéritives et digestives en font une eau de table parfaite. Aussi sa place est-elle indiquée sur les tables les plus délicates.

L'Eau de Saint-Colomban est aussi active en Bouteilles qu'à la Source même.

Son bouchage spécial la préserve du goût de moisi et de bouchon qu'on rencontre si souvent dans les eaux minérales, et lui permet de garder, loin de la source, toute son activité.

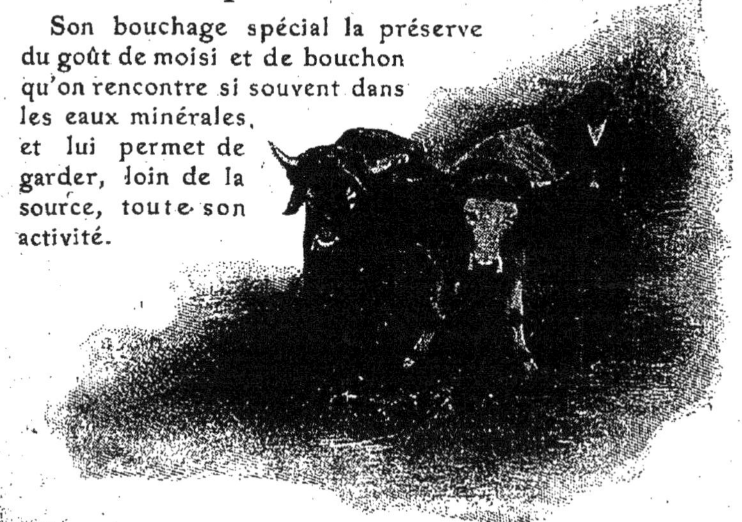

LA CURE

A LA

STATION THERMALE DE BAINS-LES-BAINS

(Vosges).

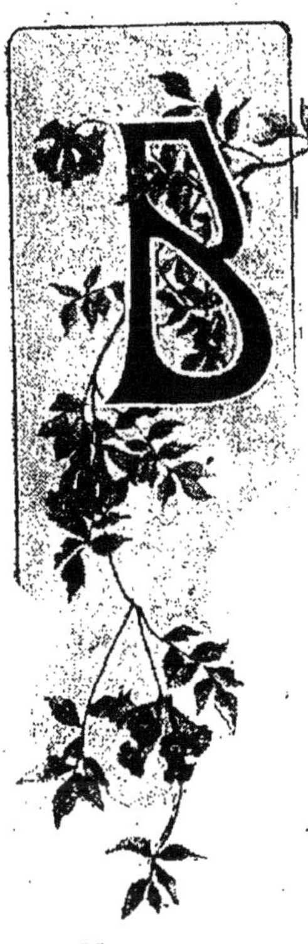

BAINS-LES-BAINS possède un grand nombre d'autres sources thermales (33 à 51°) d'un débit de 680.000 litres par jour, également très radio-actives et qui sont utilisées pour le traitement hydrothérapique appliqué dans les établissements de la Société thermale. Elles agissent d'une façon sédative, calmant les douleurs et l'éréthisme nerveux, soit que cette sédation se localise sur l'estomac ou l'intestin (entéro-colite muco-membraneuse), sur l'utérus et les annexes, dans les maladies des femmes, sur le cœur et les fonctions circulatoires, sur les affections rhumatismales et les autres manifestations arthritiques, ou encore sur le système nerveux en général.

Ainsi qu'on le voit, sans prétendre faire des Eaux de Bains-les-Bains la panacée universelle, leurs propriétés s'adressent à un très grand nombre de maladies. Sans exagération, l'on pourrait dire que c'est à la fois Aix, Plombières, Evian et Néris.

Nous avons connu des sujets nerveux qui n'ont pas trouvé à Néris le bien-être que leur a donné Bains-les-Bains, de même que nous pourrions signaler des rhumatisants qu'Aix a fatigués et que Bains a beaucoup soulagés.

Leur radio-activité contribue à nous faire comprendre le mécanisme réel des effets remarquables de ces eaux, si anciennement connues et appliquées, et dont la composition chimique ne parvenait pas à nous expliquer la véritable action.

Le traitement comporte la cure de boisson (source Saint-Colomban), et la cure thermale appliquée dans les deux établissements hydrothérapiques.

Ces deux établissements, le Bain de la Promenade (communiquant directement avec le Grand Hôtel des Thermes) et le Bain Romain, sont fort bien installés, avec les derniers perfectionnements (bains de cabine et de piscine, douches, massages, douches horizontales, etc.).

La saison est ouverte du 15 Mai au 30 Septembre.

Bains-les-Bains

Station d'Été, Station de Repos

La jolie petite ville de Bains-les-Bains, située sur la ligne de Nancy à Vesoul, est bâtie au pied du versant méridional des Vosges, dans la vallée riante du Bagnerot. Elle est entourée de vastes forêts ; des vergers, des cerisiers tapissent les coteaux voisins et encadrent de leur verdure les nombreuses fermes éparses çà et là.

L'altitude moyenne est de 400 mètres ; la vallée est orientée dans le sens des vents dominants venus de la chaîne des Vosges. Aussi, y respire-t-on un air vif et pur, ozonisé par les importants massifs forestiers du voisinage. Grâce à ces excellentes conditions d'aération, Bains-les-Bains est bien la station d'air pur où les enfants anémiés, les neuro-arthritiques, les neurasthéniques et tous les déprimés, pourront venir tonifier avec succès leur état général.

Le vaste et superbe parc de l'Établissement, d'une contenance de plus de dix hectares, est traversé dans toute sa longueur par un clair ruisseau, le Bagnerot, qui forme en se jouant à travers les roches moussues une série de jolies et riantes cascades. Un grand lac, poissonneux, se trouve au milieu du parc et reflète dans ses eaux tranquilles le rideau de verdure qui l'entoure. Sur une terrasse, bien ombragée, voici le kiosque où le bon orchestre de l'Établissement donne ses concerts.

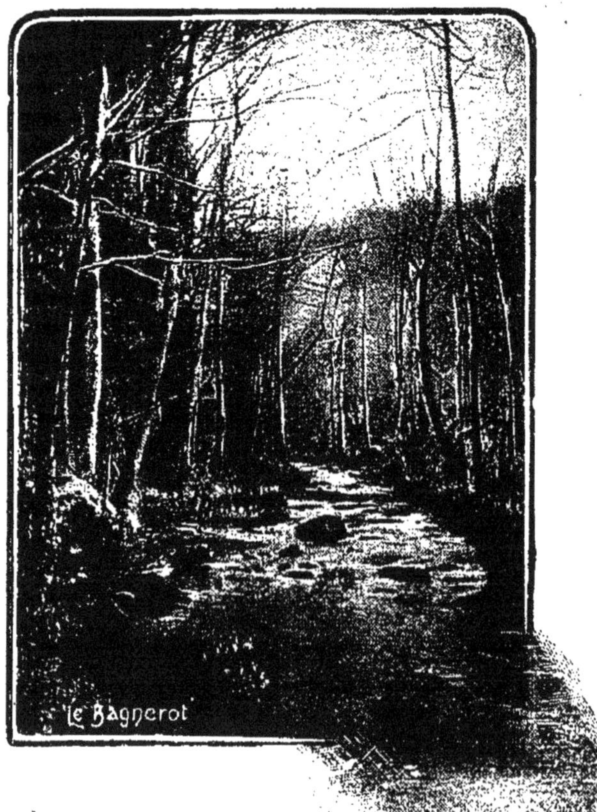
Le Bagnerot

Le parc se continue par une immense forêt, aux arbres séculaires, de plusieurs centaines d'hectares, avec de nombreuses promenades d'accès facile, peu fatigantes, qui permettent le bain d'air continuel.

Les excursions vers les vallées et les nombreux petits lacs des environs abondent dans ce pays très pittoresque.

Bains-les-Bains est une station tranquille, où l'on trouve le véritable repos et non cette agitation des stations mondaines, si préjudiciable au succès de la cure.

Nous terminons ce rapide aperçu sur *Bains-les-Bains* en citant la fin d'article que lui consacrait, dans le journal la *Revue de l'Antiseptie*, M. le docteur de Backer, après un séjour que le hasard l'a amené de faire en cette station ;

« Je proclame avec sincérité que j'ai goûté de bien douces vacances dans ce pays des Vosges où j'ai trouvé la coquetterie de certains coins des Pyrénées, la splendeur de quelques sites d'Écosse, les charmes des paysages suédois, tout en m'accusant d'avoir fait ce que font tant de Français, cherchant loin ce qu'ils ont chez eux. »

Pour se loger à BAINS-LES-BAINS

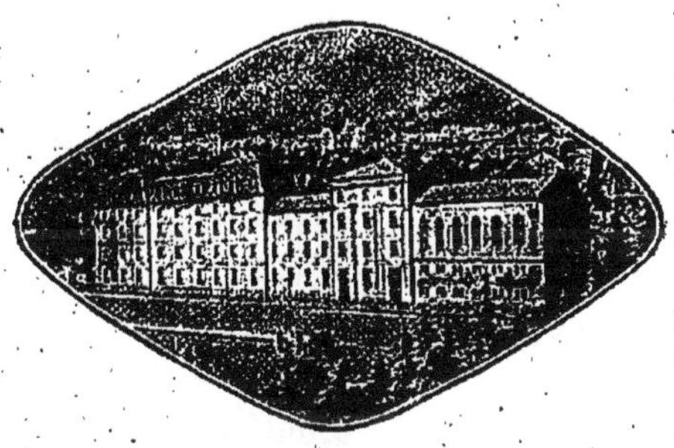

Le *Grand Hôtel des Thermes*, propriété de l'Établissement, est particulièrement recommandé. De 1er ordre, il comprend 150 chambres, salons et appartements, ascenseur, grand hall, café, jardin, salons de lecture et salle de billard, le tout éclairé à l'électricité. La cuisine y est très soignée. Communiquant directement avec les Bains de la Promenade et attenant au Parc, le *Grand Hôtel des Thermes* est installé suivant les règles du confort moderne. La pension complète commence à 7 francs et va jusqu'à 16 francs par jour. On trouve également dans la ville des appartements meublés, villas, hôtels et pensions depuis 5 francs par jour. Des réductions sont faites sur les prix pendant les mois de Mai, Juin et Septembre.

Pour tous les renseignements, écrire
à la Direction de l'Établissement thermal à
BAINS-LES-BAINS (Vosges).

Pap., Grav., et Imp. E. Geisler,
aux Chatelles
par Raon-l'Étape (Vosges).

AVIS IMPORTANT

L'Eau de la Source Saint-Colomban, de Bains-les-Bains, est expédiée aux conditions suivantes :

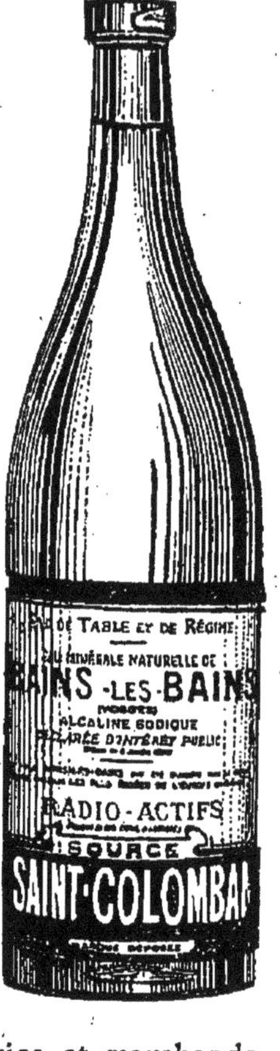

La caisse de 50 bouteilles :
27 fr. 50

La bonbonne de 30 litres :
10 fr.

(Il est joint un siphon-videur aux bonbonnes, contre un supplément de 5 *fr.)*

Ces prix s'entendent marchandises prises en gare de Bains-les-Bains. Les expéditions sont faites contre mandat-poste adressé à :

M. le Directeur de la Source St-Colomban à BAINS-LES-BAINS (Vosges).

L'Eau de la Source St-Colomban se trouve dans toutes les principales pharmacies, drogueries et marchands d'eaux minérales.

A PARIS : *Prix de la Bouteille :* **0.60**

Dépôt toujours approvisionné : *Pharmacie Centrale des Grands-Boulevards, 178, rue Montmartre.*

Les bonbonnes de 30 litres sont livrées franco à domicile par M. FOUCAULT, 7, *rue Curial,* au prix de **10** fr. (siphon-videur : **5** fr. en plus). Bonbonne vide reprise pour **1** fr.

RADIO-ACTIVITÉ

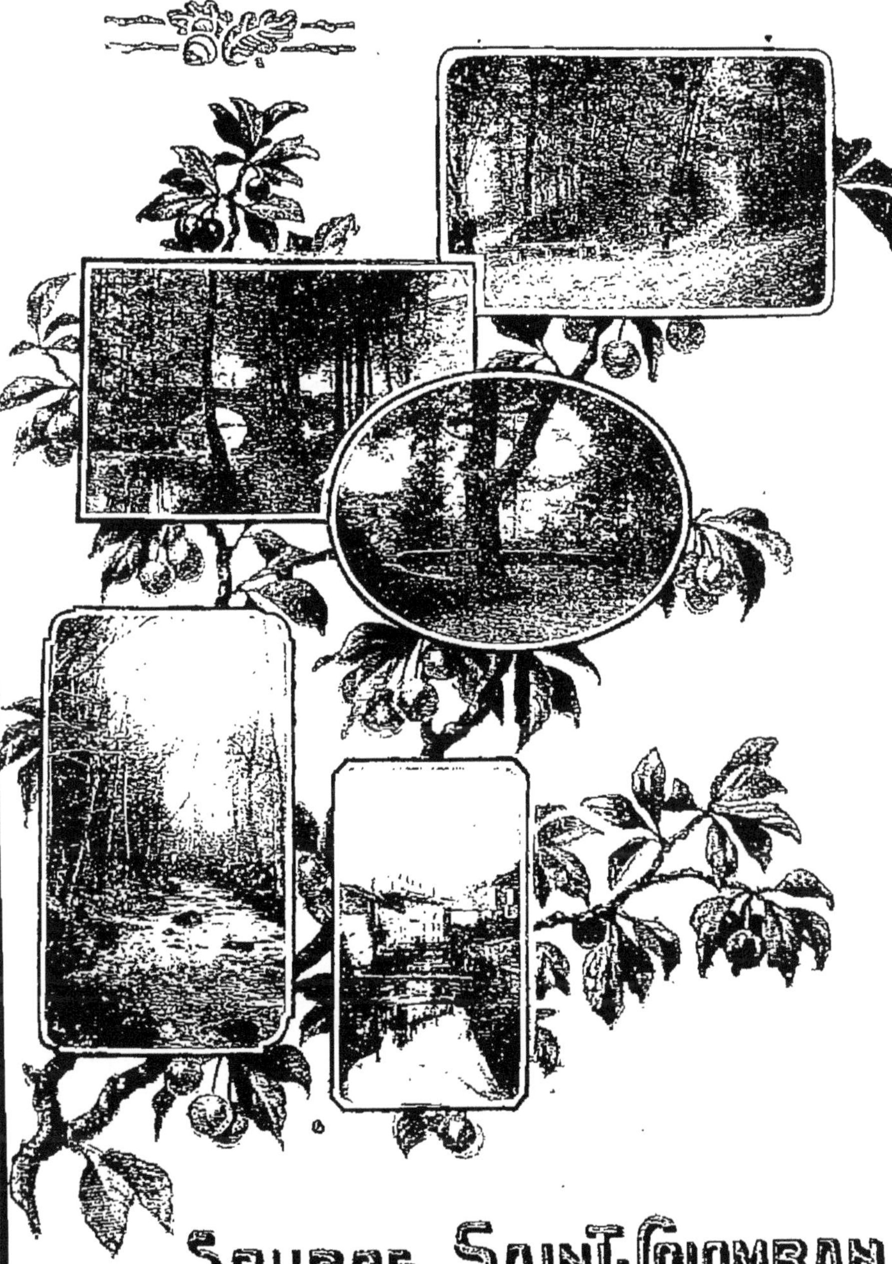

SOURCE SAINT-COLOMBAN

PAP., GRAV. ET IMP. L. GEISLER, AUX CHATELLES, PAR RAON-L'ÉTAPE (VOSGES)

www.ingramcontent.com/pod-product-compliance
Ingram Content Group UK Ltd.
Pitfield, Milton Keynes, MK11 3LW, UK
UKHW021039200726
13857UKWH00005B/1810

9 782012 945418